DES

DÉSINFECTANTS ET ASEPTIQUES

AU POINT DE VUE DU CHOLÉRA

PAR

Ét. FERRAND

Pharmacien-Chimiste à Lyon.

(Chapitre VII de l'INSTRUCTION MÉDICALE
SUR LE CHOLÉRA par la Société nationale
de médecine de Lyon, août 1884.)

LYON
ASSOCIATION TYPOGRAPHIQUE
F. PLAN, RUE DE LA BARRE, 12

1884

DES
DÉSINFECTANTS ET ASEPTIQUES

AU POINT DE VUE DU CHOLÉRA

PAR

Ét. FERRAND

Pharmacien-Chimiste à Lyon.

(Chapitre VII de l'INSTRUCTION MÉDICALE
SUR LE CHOLÉRA par la Société nationale
de médecine de Lyon, août 1884.)

LYON
ASSOCIATION TYPOGRAPHIQUE
F. PLAN, RUE DE LA BARRE, 12

—

1884

DÉSINFECTANTS ET ASEPTIQUES

AU POINT DE VUE DU CHOLÉRA

Dans la Commission nommée par la Société de médecine de Lyon pour la présentation d'un rapport ou projet d'instruction médicale concernant le choléra, des rapporteurs ont été désignés : MM. Renaut, J. Teissier et Ferrand. A ce dernier est échue la question des antiseptiques ou chapitre VII, que nous détachons ci-après.

L'air de nos habitations vicié par tout ce qui nous entoure : émanations des cabinets, des évents, des éviers, des égouts, et plus particulièrement par la présence des cholériques, leurs déjections stomacales ou alvines, leur linge de corps, leur literie, leurs bagages, nous met en demeure de procéder à de promptes désinfections et de choisir les moyens les mieux appropriés aux circonstances ; en effet, si l'urgence de l'isolement est reconnue, la nécessité de la désinfection n'est pas moins admise comme mesure indispensable.

L'on confond souvent sous une même qualification les désinfectants, les antiseptiques, les antivirulents, les neutralisants, cela, non sans motifs, car ils ont des propriétés communes : ces mots ne sont pourtant pas synonymes, bien que, pour plusieurs de ces corps, l'une des propriétés soit proportionnelle à l'autre. C'est ainsi qu'ils opèrent par action mécanique ou chimique, absorbent ou masquent ; exemple :

les argiles, les senteurs, les charbons ; neutralisent par acide ou alcali, par coagulation ou double décomposition, comme avec les sels métalliques ; par substitution de molécules, notamment par oxydation, réduction, exemple : permanganate, chlore, acide azoteux, sulfureux ; par propriété plus spécialement toxique, exemple : le sublimé.

Ils n'agissent bien qu'à la condition de contact direct et intime avec la matière à pénétrer profondément, c'est-à-dire par dissolution, gaz ou vapeurs, fournissant lotions, macérations, injections, fumigations, et toujours à doses tolérables mais suffisantes ; de là, des quantités appropriées au milieu et souvent jusqu'à l'intervention d'actions intensives sur de grands espaces ou des masses plus ou moins profondes.

Les *désodorisants* ne nous occuperont pas d'une manière spéciale. Ils rentrent en effet dans cette classe de *désinfectants* aromatiques et surtout salino-métalliques dans lesquels on s'attachait autrefois à trouver des correctifs de l'air vicié ou des destructeurs des senteurs et des gaz fétides.

Les *antiseptiques* ou *aseptiques* doivent s'opposer à la vie des ferments organisés et être assez puissants pour prévenir ou arrêter une putréfaction en marche. L'aseptique parfait serait celui qui tuerait directement les bactéries adultes et leurs spores ou corpuscules-germes ; mais les forces vives de cet aseptique, alors nécessaires, sont-elles bien déterminées et appropriées à l'espèce, et toujours applicables ?

Que l'élément cholérique soit un bacille-virgule ou mieux circonflexe quant à sa forme, et qu'il donne lieu, quant à sa nature, à un point d'interrogation, son existence n'est pas moins démontrée parce qu'il est tangible, c'est-à-dire saisissable là où on l'anéantit, — soit directement et seul, soit avec l'x, si l'on veut x actif, qui peut l'accompagner, — là, disons-nous, où il est pour nous manifestement destructible, et cela par les moyens qui journellement stérilisent ou tuent toutes sortes de germes morbifiques ou autres.

De même qu'il y a des toxicités ou influences morbides différentes dans les diverses bactéries, de même il faut reconnaître qu'il y a aussi, de la part de ces dernières, des résistances dissemblables aux causes naturelles et aux agents extérieurs : mais ici, en présence d'une part d'inconnu, nous sommes obligés de nous renfermer dans des généralités et de tenir compte de l'analogie étroite qui paraît grouper tous les faits de cet ordre, pour ainsi dire sans exception.

En ce qui regarde la graduation des résistances et des doses, certains agents suspendent seulement la vie des bactéries et paralysent même l'éclosion des corpuscules-germes ; mais aussitôt après la disparition du désinfectant, par évaporation ou lavage (l'acide phénique dilué, par exemple), la régénérescence a lieu.

L'on sait aussi que la résistance des ovules est de cinq à dix fois plus grande que celle des bactéries adultes ; qu'entre les divers germes morbides connus, elle peut varier de 45° à 120° ; qu'enfin, en ce qui regarde les doses d'antiseptiques appropriées à la nature de chacun, les écarts peuvent s'étendre de 0,025 à 250 et au-delà. Citons quelques exemples : c'est ainsi que, par la simple dessiccation, bien des micro-organismes s'affaiblissent et se détruisent spontanément : c'est ainsi que beaucoup de cultures qui pullulent à 35° restent stériles de 45° à 47°, alors que le virus varioleux exige 120° et que le micrococcus septicus résiste à l'eau oxygénée, l'un des plus puissants antiseptiques ; que là où il faudra moins de 1 de sublimé, l'équivalence de l'hyposulfite de soude sera de 250 à 300.

Miquel, enfin, à qui l'on doit grand nombre de ces importantes recherches, s'est mis en garde contre cette objection, à savoir : que l'antiseptique devait agir en détruisant l'élément nutritif nécessaire au développement du microbe.

L'on a distingué les bactéricides en trois classes correspondant :

1° A ceux qui tuent irrévocablement les germes ;

2° A ceux qui tuent les bactéries adultes ;

3° A ceux qui ne tuent ni les uns ni les autres, mais paralysent la graine et l'espèce adulte.

Nous ne saurions mieux les faire connaître qu'en rappelant ici, dans une liste relativement restreinte, le pouvoir minima de chacun, pouvoir exprimé par chiffres ou doses en poids nécessaire pour arrêter toute production de proto-organisme dans un litre de bouillon de culture.

A. A la première série des éminemment actifs appartiennent : le biiodure de mercure avec 0,025 ; l'eau oxygénée avec 0,05 ; le bichlorure de mercure avec 0,07 ; l'iode avec 0,20 ; le brome avec 0,60.

A cette série l'on doit ajouter, pour des usages spéciaux, le chlore humide, l'acide nitrique, l'acide osmique 0,15, chromique 0,20, les vapeurs hyponitriques, sulfureuses, le chlorure de zinc, une température de 120° à 150°, le fer rouge.

B. Dans la deuxième série sont rangés comme fortement bactéricides : le chloroforme avec 2,0, l'acide thymique 2,0, l'acide salycilique 2,5, l'essence de mirbane 2,60, d'amandes amères 3,0, l'acide phénique 3,0, le permanganate de potasse 3,5, l'aniline 4,0, l'azotate de plomb 3,6, l'alun 4,5.

C. En troisième série, ceux ayant une activité moyenne de 5 à 10 dans l'ordre suivant : bromhydrate de quinine, acide arsénieux, acide borique, hydrate de chloral, salycilate de soude, borate de soude.

D. Au-delà, on ne trouve plus que des écarts considérables de 150 à 275 fournis par des espèces cependant recommandables, telles que : iodure de potassium, sel marin, glycérine, hyposulfite de soude.

E. Ajoutons enfin que, soit par des combinaisons entre eux, soit par des additions d'éléments d'ordre secondaire, humidité, acidulation, chaleur, on peut, avec des doses amoindries de l'agent énergique, obtenir le maximum de puissance voulue.

Mais, d'ores et déjà, après avoir signalé d'une manière générale les efficacités comparatives ou équivalents, pour ainsi dire, des doses ou pouvoirs neutralisants qu'indique la précédente énumération, et en attendant de connaître le pouvoir destructif exact des divers réactifs sur chaque germe ou figuré en particulier, le moment est venu de dire quelques mots de chacun des aseptiques les plus accrédités ou qui ont été l'objet de propositions plus ou moins nouvelles.

Température. — La chaleur est un facteur important, car, à un point de vue général, elle augmente le pouvoir des antiseptiques même seulement doués d'une activité moyenne telle que celle de l'acide phénique, borique et autres dits minéraux dilués.

Atténuante, suspensive ou destructive suivant ses degrés, ne la voit-on pas, à 48°, immobiliser beaucoup de bactéries, de spirilles et de vibrions? Qui ne connaît l'atténuation des virus de 48° à 55° par Toussaint, Pasteur, etc., la stérilisation du vaccin à partir de 55°? Ne sait-on point, avec Cohn et autres, qu'il n'y a qu'un nombre restreint de spores ou corpuscules-germes qui résistent à près de 70°? Mais, alors que l'on détruit à + 75 T toutes les cultures en voie de développement, si quelques-uns de ces derniers conservent encore souvent leur faculté germinative, l'on n'ignore pas que 80° ont raison de leur vitalité ; cependant, pour le virus septique du sang putride, il faut aller au moins à 80°, pour le virus de la scarlatine à 95°, et de 110° à 120° pour le virus varioleux.

Mais la chaleur humide peut réussir à des degrés moindres, à 100° par exemple, c'est-à-dire à l'ébullition. A 120 et 150° de chaleur sèche on pourra donc substituer ou l'ébullition ou des jets de vapeur d'eau.

Nous serons plus bref en parlant des principaux antiseptiques et désinfectants.

Le *sublimé corrosif* occupe le premier rang comme destructeur des germes morbides et autres de toutes natures, et cela à faible dose, car l'on a vu son action sensible à 1/10,000 ; mais la proportion la plus utilisable est celle de la liqueur de Van Swieten, soit 1 gramme pour 1,000 d'eau distillée. Considéré comme désinfectant par décomposition d'un certain nombre de gaz fétides, la métallisation de ce soluté n'est pas assez grande, mais il n'est pas moins antiputride dans ce sens qu'en minime quantité il prévient ou arrête la putréfaction,

A peine avons-nous dit : le bichlorure de mercure occupe le premier rang, que déjà, sans avoir vieilli, il est devancé par le *biiodure* avec des doses deux fois moindres. Celui-ci est réputé presque insoluble dans l'eau ; mais sa solubilité relative de 1 gr. dans 200 d'eau distillée est plus que suffisante dans la plupart des cas sans recourir à l'iodure de potassium qui permet de le dissoudre en toutes proportions.

L'*eau oxygénée* et l'*ozone* qui sont des déshydrogénants très puissants, et à ce titre décolorent et désodorisent, dit M. Hanzeau, à un degré 40 fois supérieur à celui du chlore, ne se prêtent pas à de nombreuses applications ; et ceci pour les motifs sérieux ci-après : l'irritation qu'ils causent ne peut s'atténuer sans diminuer leur puissance ; difficulté de purification de l'eau, nocuité même du gaz, dit M. Thénard en parlant de l'ozone : danger enfin dans la préparation de ce dernier, danger cependant que l'on évitera désormais en substituant le bitrartrate de potasse à l'acide sulfurique dans la réaction sur le permanganate.

Le *chlore* a par lui-même une action trop irritante, trop destructive de toutes choses organiques, pour être l'objet d'une recommandation, notamment au point de vue de l'hygiène privée, qui principalement ici nous occupe.

A l'état de gaz humide, il est très actif et non supportable ; cependant il en faut 5 grammes par mètre cube d'air pour détruire la fécondité des poussières suspendues ; mais avec le chlore sec la surprise est plus grande, car le platine est dévoré et les microbes lui échappent. Est-ce là l'explication de l'enthousiasme de Guyton de Morveau et du dédain d'Arnauld d'Alfort ?

Le *chlorure* ou *hypochlorite de chaux* jouit d'une réputation déjà ancienne, mais qui n'a pas toujours trouvé grâce devant l'observation scientifique. L'on peut en augmenter momentanément la puissance en substituant à l'action lente de l'acide carbonique de l'air celle d'un acide, du vinaigre, par exemple ; mais il faut savoir que, dans tous les cas, son résidu devenu inodore est aussitôt inerte.

Les *acides minéraux* concentrés sont des forces vives peu

maniables ; mais, même dilués, ils occupent encore des rangs élevés avec des minima de 2 à 3 ; il ne faut pas descendre cependant à des dilutions au-dessous de 2 °/₀. L'on a tiré grand parti de plusieurs d'entre eux susceptibles de revêtir la forme gazeuse : acide sulfureux et dérivés de l'acide azotique ; 50 du 1er $=$ 100 du 2me.

L'acide sulfureux : ses propriétés décolorantes et purificatives sont reconnues de longue date, et ce qui ajoute à sa valeur c'est sa force d'expansion et de pénétration. Il détruit l'inoculabilité d'un grand nombre de virus ; sec, il ne donne pas de résultats absolus ; humide, il est beaucoup plus actif; mais se rappeler qu'il altère les couleurs. 16 gr. de soufre brûlé par mètre cube d'air égale 1 °/₀ de gaz sulfureux déjà suffisant pour stériliser du vaccin ; 1 mètre cube d'air ne peut brûler que 68 grammes de soufre formant 47 litres ou 136 grammes de gaz. Pratiquement, 20 à 30 gr. de soufre par mètre cube d'air dans un milieu confiné suffisent très bien, soit dans chambre mortuaire, habitations collectives, navire, etc.; la combustion se fait sur charbon de bois incandescent ou copeaux mêlés de fleurs de soufre dans une terrine, le tout par précaution déposé sur un grand plat contenant du sable ou des cendres. Ces fumigations sulfureuses doivent être substituées à celles du chlore, en arrosant préalablement le sol.

On doit recommander encore l'emploi très commode de *l'acide sulfureux liquéfié* que fournit actuellement l'industrie pour la production du froid : 1 litre de cet acide en syphon ne donne pas moins, par sa simple communication avec l'air, de 650 litres de gaz, c'est-à-dire la plus grande saturation que pourrait produire la combustion du soufre dans 130 mètres cubes d'air.

L'on a employé tout récemment, et avec succès, comme altérant moins les métaux que la combustion directe du soufre, l'acide sulfureux produit par l'inflammation du sulfure de carbone dans une lampe particulière (2 k. 500 pour 100 mètres cubes).

Vapeurs hypoazotiques ou fumigations azotiques de Smith, recommandées plus tard par Payen, mais vapeurs dévorantes des bronches.

L'*acide azoteux* qui se dégage du sulfate de nitrosyle (anhydrides sulfuriques et sulfureux ou cristaux des chambres de plomb) par l'action de l'influence de l'humidité hygroscopique de l'atmosphère mérite de nous arrêter : 5 à 6 grammes de ce sel suffisent dans une chambre ordinaire pour opérer la purification de l'air, sans impressionner les personnes ni les animaux. Mais l'addition de l'eau en expulse, en opérant sur 150 grammes, des torrents de gaz qui, en s'oxydant à l'air, répandent des vapeurs rutilantes réductibles et réoxydables constituant le désinfectant le plus énergique (Girard et Pabst) ; application à l'hospice de la Pitié, etc., dans les conditions les plus difficiles d'assainissement, 1 kilo pour 200 mètres cubes d'air.

Nous ne terminerons pas cette revue des acides sans rappeler les vertus, quoique à bien moindre degré ; les vertus, disons-nous, très réputées du *vinaigre antiseptique des quatre voleurs*, en lotions légères sur les mains et sur le visage.

L'*acide phénique*, mis en vogue légitime par les travaux de Lemaire, puis par les pansements de Lister, et naguère encore par une illustration allemande, M. Koch, a perdu néanmoins de son prestige depuis les travaux de laboratoire qui ont fait mieux connaître son peu d'efficacité. Il suspend, en effet, le pouvoir infectant, mais ne le détruit pas (Dongall), puisque, quand il a disparu par évaporation ou dilutions de fortes doses dans un mélange infecté et en apparence annihilé, ce dernier reprend son activité. (On a été jusqu'à dire que des microbes aérobies peuvent vivre dans des dissolutions phéniquées). Ajoutons que pour avoir un maximum d'effets dans l'air confiné, pour désinfecter, par exemple, une chambre de varioleux, on a fait volatiliser un kil. d'acide sur des pelles rougies pr. 50 m. c. — Les solutions à 5 °/₀ sont néanmoins très utilisables et les pulvérisations à 2 1/2 °/₀ sont fort usitées. L'*acide thymique* lui est supérieur.

L'*essence de térébenthine*, passée dans un pulvérisateur

(Bremond), constitue une pratique facile pour purifier l'air par la production d'ozone.

La *nitro-benzine* ou essence de mirbane artificielle pourrait rendre de grands services. J'ai assisté ces jours derniers à des expériences constatant son pouvoir désinfectant et stérilisant sur du bouillon de cheval, datant de 30 jours. Elle aurait sur beaucoup d'autres l'avantage d'un prix modéré et de la substitution d'une odeur agréable, celle de l'amande amère employée en parfumerie, aux senteurs de nombreuses drogues antiseptiques qui, sous le nom fallacieux de désinfectants, affectent l'olfaction de la façon la plus désagréable. Les épreuves ont été on ne peut plus satisfaisantes, surtout au point de vue de l'odorat, et cela en plein dépotoir à la Mouche, avec l'initiative de M. l'ingénieur Burel.

Huile lourde de houille, son origine, sa nature comme produits de 3ᵉ fractionnement de distillation du goudron, à partir de 200 d. T., sa composition contenant de l'onone (1), des phénols, de la paraffine et autres carbures aseptiques, son vil prix, sa densité (mal appréciée, il est vrai), ont dû et doivent encore appeler l'attention.

Désinfectant sérieux (Ed. Robin) pour égouts et fosses d'aisances, il a donné lieu à des applications comme antiputride aux latrines de la mairie du 8ᵉ arr. de Paris en 1874; à des applications par le Dʳ Emery-Desbrousses en 1881 ; caserne de Caen, Maison centrale de Melun, Pénitencier de Gaillon, Boulogne-sur-Mer, et finalement à des expériences des plus satisfaisantes, sans aucune épidémie. Cependant, si la donnée est excellente, la pratique, à mon avis, est restée bien défectueuse parce que l'occlusion mécanique qu'on attendait des propriétés surnageantes de ce liquide huileux à la surface des fosses est rendue parfaitement illusoire dans la plupart des cas, et comme on va le comprendre par la densité élevée de ces huiles lourdes de 0°,20 à 0°,30, soit de 5 à 7 degrés aréométriques, et par leur contact avec des eaux de fosses ne marquant que 2 à 3 degrés. Aussi ai-je songé à combler cette

(1) Homologue de l'essence de térébenthine.

lacune des plus importantes, on obtenant d'un fabricant lyonnais (1), toujours sur des huiles lourdes de commerce, l'abaissement de cette densité excessive qui a été réduite à 1 degré aréométrique. — Le problème de l'application en grand est donc désormais industriellement résolu (2). Il ne s'agit même plus des doses proposées de 3 litres par m. c. et de mélange hétérogène si différent de ce que l'on croyait obtenir, mais de quantités proportionnelles à la surface, quelle que soit la profondeur de la fosse, soit 1/2 hectolitre par 5 m. superficiels, pour avoir une couche de 0,01 d'épaisseur, et moitié moins au besoin.

Quelques partisans de cette méthode auraient reculé devant la crainte d'une explosion dans le cas de contact avec une allumette enflammée. Mais d'abord, il faut leur rappeler que des expériences faites pendant deux et trois ans dans des casernes n'ont donné lieu à aucun accident ; puis, ce qui, d'autre part, était prévu, c'est que l'allumette enflammée, plongée dans ce liquide, s'éteint aussitôt. J'ai bien observé que si, accidentellement, cette dernière est retenue sur le bord du récipient et en contact avec l'huile, le bois de l'alumette continuera à flamber, mais alors il brûlera seul comme une veilleuse jusqu'à prompte carbonisation, sans communiquer le feu à l'huile, pour peu que la surface ait quelque étendue. J'ai même, sous cette couche huileuse, entretenu pendant la combustion, et sans inconvénients, une production de gaz hydrogène sulfuré qui traversait lentement le 0,01 d'obstacle par bulles très divisées.

J'ignore quel en sera le prix, il ne dépassera cependant pas 20 fr. les 50 kilog.

Sels métalliques : *Sulfate de fer, sulfate de zinc, chlorure de zinc, sulfate de cuivre.* — Tant qu'on ne visait que la destruction des gaz fétides, le sulfhydrate d'ammoniaque,

(1) MM. Odet et Theurier fils, fabricants de produits chimiques à Pierre-Bénite.

(2) Déjà, en 1866, M. Robinet avait eu l'idée d'introduire dans chaque fosse d'aisances une quantité convenable d'huile végétale quelconque. (E. Vallin.)

par exemple, les trois premiers sels étaient prescrits presque exclusivement, et on les voit encore figurer dans les ordonnances de police sanitaire; mais, à ce point de vue même, on reconnaît aujourd'hui qu'ils favorisent les émanations butyriques et valérianiques.

Le *chlorure de zinc* en dissolution concentrée à 45°, (liquide d'embaumement du Sucquet), a pris dans ces derniers temps une importance sérieuse contre l'odeur et la virulence, même à la dose de 5 °/₀. Il a fait ses preuves dans les désinfections en grand. On lui reproche de ne pas s'opposer au développement des microphytes et l'on croit pouvoir faire quelques réserves sur son efficacité absolue. J'ai vu moi-même le pénicillum glaucum prendre de beaux développements sur des cadavres embaumés et, du reste, bien conservés par ce sel ; mais, en définitive, c'est après saturation, et d'ailleurs ceci est d'importance restreinte dans l'espèce.

Le *sulfate de cuivre* ou liqueur bleue, avec dissolution aqueuse de 50 pour 1,000, doit à ses propriétés insecticides depuis longtemps appliquées, à ses vertus antiseptiques, récemment bien classées, et à ses qualités générales de sel métallique précipitant les sulfures, coagulant les matières organiques, l'adoption méritée dont il jouit à la dernière heure. Mais ce qu'on ne dit pas, c'est qu'il tache les linges ; ce qu'on ne répète pas, c'est que s'il arrête bien la putréfaction du bouillon sous le poids de 1/1000ᵉ, ses solutions saturées sont impuissantes à détruire les spores des bacilles communs ; il n'aurait, suivant Miquel, d'action sur ces derniers qu'à la condition d'être additionné d'acide sulfurique ou nitrique. Comme agent microbicide enfin, il a la prééminence sur le chlorure de zinc, car pour 0,90 du premier il faudrait 1,90 du second.

Le *permanganate de potasse*, pour en finir avec les principaux aseptiques, agit vivement par sa propre décomposition oxydante, mais si rapidement que sa triple action est promptement usée ; finalement son pouvoir neutralisant des virus est faible et moins applicable que sa puissance désodorisante.

APPLICATIONS.

En prenant connaissance des principaux désinfectants et aseptiques sous diverses qualifications suivant leur vertu dominante, l'on a vu chez les uns l'action limitée ou modérée, chez les autres la possibilité d'une réaction intensive : telle a été dans le premier cas la série aromatique avec chloroforme, thymol, mirbane, acide phénique ; d'autre part, l'on a étudié le trio des haloïdes : *chlore, brome, iode* dans leur état de gaz ou de vapeurs susceptibles de pénétrer plus efficacement là où les germes sont peu accessibles aux nettoyages, formant une tête de ligne plus pratiquement encore desservie par les vapeurs chlorhydriques, azoteuses, hypoazotiques, sulfureuses, et le cercle enfin se fermer avec les sels métalliques qui les premiers ont répondu à l'appel des hygiénistes, alors que toute la théorie résidait dans la destruction des gaz fétides. Or, c'est encore cette dernière série qui aurait aujourd'hui les deux activités aseptiques les plus puissantes : le biiodure et le bichlorure mercurique.

Pour finir ce court résumé, rappelons encore que nous avons signalé, en premier lieu, la température résumant à elle seule le plus grand nombre de variétés de destruction spéciale, définie, et comme généralité les degrés de forces depuis les plus compatibles avec la vie jusqu'aux actions les plus intensives.

Quant aux modes d'emploi, le choix des moyens sera approprié aux circonstances ; c'est donc à ce point de vue des milieux et des choses que je vais me placer pour atteindre plus sommairement et plus utilement le but pratique poursuivi.

L'intérieur des habitations, occupées ou non par un nombre plus ou moins grand de personnes, se compose en tous temps de milieux confinés dont l'atmosphère est plus ou moins altérée par des émanations diverses et des poussières où l'on rencontre le plus de germes à l'état adulte, microcoques, bactéries, bacilles et vibrions, germes divers d'autant plus dangereux que l'on est dans un temps d'épidémie.

L'aération ou ventilation fréquente est la première précaution à prendre ; les pulvérisations térébenthinées ou phéniquées seront utilisées avec avantage. Rappelons, en outre, mais à titre de moyens très anodins : l'eau simple poudroyée pour abattre les poussières, les soucoupes réparties dans les appartements avec sciure de bois ou sable arrosés de thymol ou contenant quelques cristaux de nitrosyle, 5 à 6 grammes pour 30 mètres cubes.

Toutefois ces milieux peuvent être plus sérieusement contaminés par les cholériques et par tout ce qui, de près ou de loin, peut en provenir : déjections, linges de corps, literie, bagages, latrines, lieux mortuaires, etc. ; de là les désinfections nosocomiales.

Les produits des *diarrhées prémonitoires* doivent être poursuivis et désinfectés, non-seulement au domicile, mais dans tous les lieux publics où ils peuvent se trouver, avant l'éclosion du mal.

Les *selles diarrhéiques* suspectes et, à plus forte raison, les déjections des cholériques, urinaires et autres, ne seront reçues que directement dans des bassins ou récipients contenant au moins une grande verrée de désinfectant : dissolution d'acide phénique à 5 °/₀ ou de chlorure de zinc même dosage, ou liqueur bleue même titre, ou bichlorure de mercure à 1/1000ᵉ (ce dernier produit, pour l'usage qui nous occupe, ne devrait être livré au public que benziné, pour prévenir des accidents) ; ou encore, ajouterons-nous, en versant toujours préalablement, dans le récipient, un demi-verre d'huile lourde de houille à 1 ou 2 degrés aréométriques.

Enfin, vu le danger de propagation par les sièges de cabinets, les fosses d'aisances (danger dont il sera parlé plus loin), il est prudent de recommander à toute personne de la maison de faire exclusivement usage de vase pour toute défécation, vase d'abord pourvu de désinfectant comme il vient d'être dit et vidé immédiatement dans les latrines.

Les désinfections nosocomiales sont de toute rigueur.

Les linges de corps, draps de lits, souillés ou non, seront

mis à macérer pendant quelques heures dans des baquets contenant quantité suffisante d'eau bouillante additionnée, par seau d'eau (10 litres), de 1 litre de liqueur bleue, soit d'une verrée ordinaire ou 200 c. de liqueur zincique à 45° et, pour plus de force, augmenter chacun de ces solutés de 20 grammes d'acide sulfurique ou mieux chlorhydrique ou nitrique (la liqueur bleue tache le linge) ; on peut encore, mais avec moins de confiance, mettre par seau, 2 litres d'eau phéniquée à 5 °/₀.

La lingerie doit être ainsi traitée avant d'être livrée humide aux blanchisseurs :

Les articles de literie, les vêtements de laine, les bagages difficiles à pénétrer et à désinfecter en masse et les locaux évacués seront traités par des actions intensives : chaleur sèche de 120° à 150°, chaleur humide dans une étuve avec jets de vapeur ; ou vapeurs d'eau à 100°, traversant un tonneau qui a été défoncé par le bas, rempli d'objets retenus par une claie à la partie inférieure, laquelle est placée de manière à fermer exactement une chaudière contenant de l'eau que l'on fait bouillir pendant deux heures ; une ouverture de bonde est ménagée au sommet pour l'issue de la vapeur.

Les étuves mobiles avec jets de vapeur et pouvant être rendues à domicile sont très recommandables.

La désinfection par agent chimique peut se faire avec succès en employant l'acide sulfureux pendant 24 heures dans un cabinet ou dans un coffre ou wagon arrosé, bien clos, à l'aide de la combustion du soufre, 30 grammes par mètre cube, ou 100 c. c. d'acide sulfureux liquide injecté par syphon dans 13 m. cubes de capacité.

Les locaux, chambres mortuaires, habitations collectives, navires, etc., peuvent être assez radicalement désinfectés par les moyens ci-dessus ou par les vapeurs intensives de sulfate de nitrosyle 250 grammes, arrosé par 1 litre d'eau débité goutte à goutte dans un milieu de 50 m. cubes.

Les *éviers* infects par eux-mêmes et surtout ceux en communication avec les égouts, les *sièges de latrines* non munis de fermeture hydraulique doivent être l'objet d'une surveillance particulière. En dehors des soins de propreté (auxquels s'ajoutent les désinfectants), les communications des premiers doivent être absolument interrompues au moins à leur base par des fermetures avec syphons. Les tuyaux de descente des latrines et les fosses d'aisance ne sauraient, à notre avis, être rendus inoffensifs avec le passage rapide de quelques verrées de liqueur bleue versée deux fois par jour, comme on le conseille ; nous préférerions les voir saupoudrer intérieurement de plusieurs poignées de chlorure de chaux qui aurait plus de chance d'adhérer aux parois jusqu'à renouvellement, qui doit être fréquent.

L'addition d'*acide sulfurique* à haute dose, suivant le procédé américain, est aussi hardie qu'inconsciente, car non seulement pour cette addition comme pour les sels métalliques on ne sait comment réaliser le mélange, mais encore cet acide exalte les senteurs non ammoniacales et par conséquent très diverses de la fosse.

Pour nous, par suite des observations et appropriations nécessaires auxquelles nous nous sommes livré, la préférence est incontestablement acquise à l'huile lourde de houille ramenée à 1 ou 2 d. aréométriques : dose 50 kilos au plus, pour une fosse de 5 mètres superficiels, quelle qu'en soit la profondeur, donnant une couche de 0,01 c. Nous considérons son emploi comme indispensable dans les garnis, les cités ouvrières, les ateliers, les écoles, les casernes, les latrines publiques, notamment des grandes gares de chemins de fer, partout où l'on conçoit que la grande agglomération d'individus ne rende pas pratique l'usage du bassin personnel. Nous insistons donc, parce que les bons effets de la couche protectrice seront désormais permanents, durables, favorables en tout temps, et d'une application aussi facile qu'économique.

En terminant, répétons, avec deux de nos éminents collègues, que la *propreté* et une bonne *alimentation* doivent prêter leur concours aux meilleurs antiseptiques.

En définitive, si l'épidémie réalise des conditions favorables à son introduction dans l'organisme humain, elle fait aussi concourir à ses fins toutes les causes de corruption et de diffusion ; ajoutons qu'en coupant court à ces causes par la désinfection, l'on s'oppose d'autant à la propagation de la maladie. Ici pour nous guider, au moins par une étroite analogie, nous voyons les théories microbiennes marcher d'un pas de plus en plus assuré vers l'affirmative, et il n'est pas illogique de penser qu'un jour l'on obtiendra cette autre atténuation plus directe, consistant à diminuer, dans l'économie même, la vitalité des germes. D'autre part, l'histoire des virus atténués n'apporte-t-elle pas aussi sa part d'encouragement à toutes ces recherches ?